DE LA VUE

ET DU

CHOIX DES LUNETTES

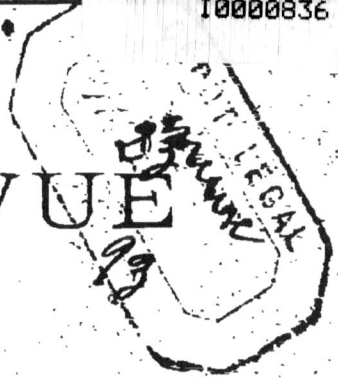

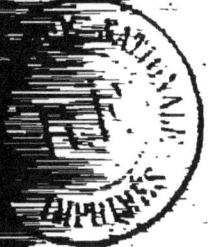

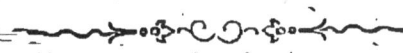

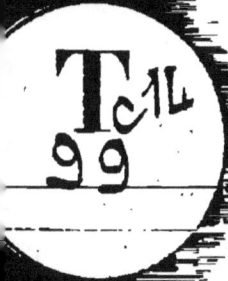

~~~❦~~~

VERDUN

—

IMPRIMERIE RENVÉ-LALLEMENT RUE SAINT-PAUL

—

1893

DE LA VUE

ET DU

CHOIX DES LUNETTES

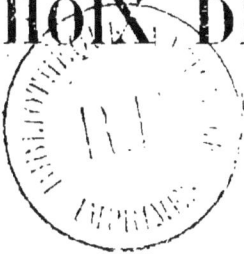

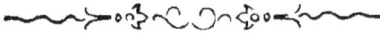

————≻∘⅃∽⌒∩∾ᚻ∘⋖————

VERDUN

—

IMPRIMERIE RENVÉ-LALLEMENT RUE SAINT-PAUL

—

1893

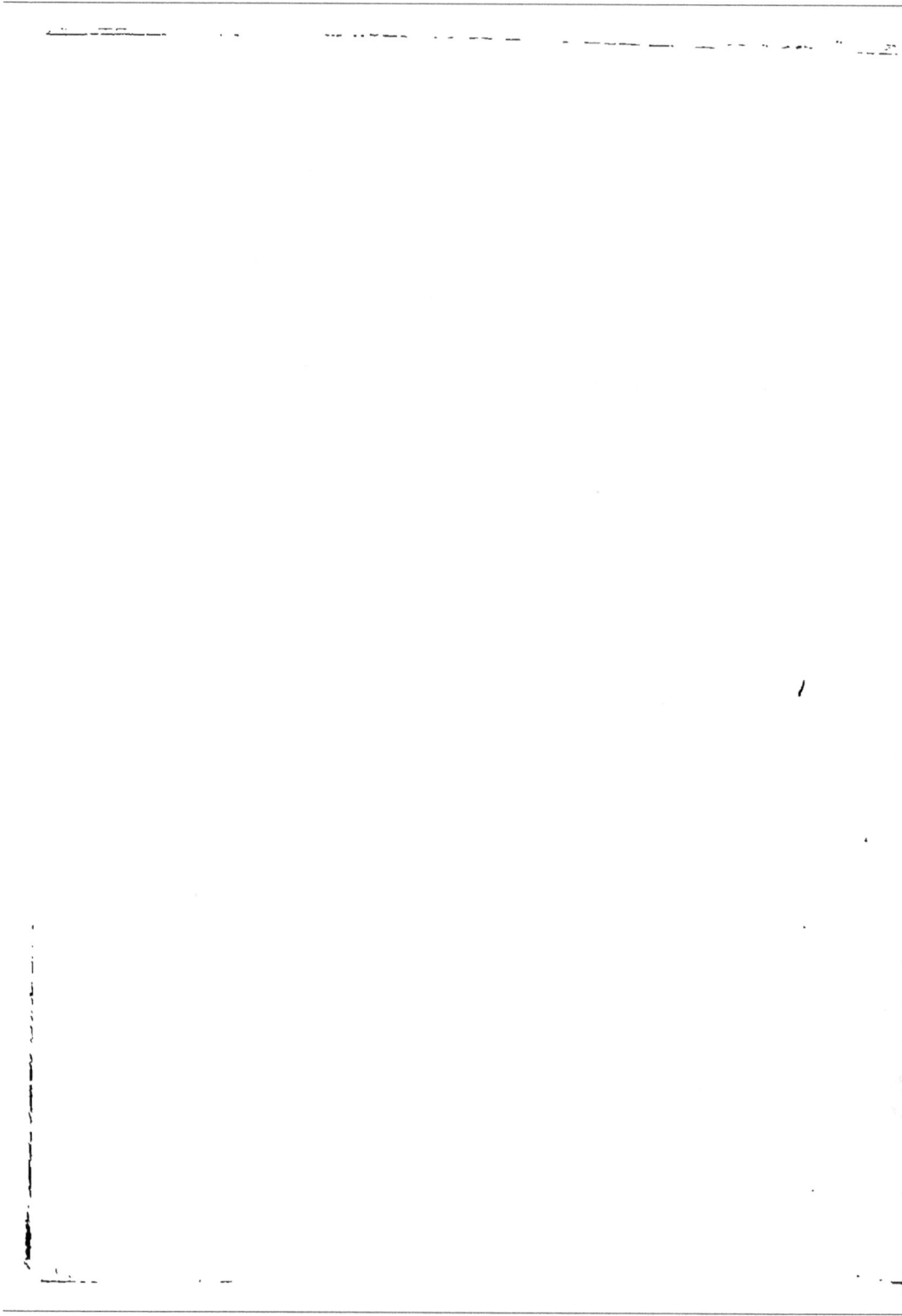

DE LA VUE

ET

DU CHOIX DES LUNETTES

§ Ier. — LA VUE

Emmétropie. — Pour que l'acuité visuelle soit normale, il faut que les rayons lumineux parallèles qui traversent l'œil forment exactement foyer sur la rétine. Quand cette condition est remplie, l'œil permet la lecture à la distance de trente centimètres : il est dit *emmétrope*.

Presbytie. — Vers l'âge de 40 à 45 ans, l'emmétrope devient *presbyte* : les rayons lumineux trop divergents font foyer en arrière de la rétine, et, pour ramener le foyer sur la rétine, il est clair, étant donnée la constitution de l'œil et son fonctionnement, qu'il faut placer devant lui un verre convexe.

Hypermétropie. — Le même défaut peut se présenter chez les jeunes gens; dans ce cas, l'œil est dit *hypermétrope*. Le sujet voit assez nettement les objets éloignés, mais quand il fixe les yeux sur un livre à la distance normale de 30 centimètres, il se fatigue vite, et est obligé d'interrompre souvent sa lecture pour se soulager un peu en frottant ses yeux. Cet état est dû à un excès de divergence, qui se corrige comme chez les personnes âgées, par les verres convexes, qui, bien choisis, font converger les rayons sur la rétine.

Myopie. — Mais chez les jeunes gens, l'état anormal de l'œil le plus commun est la *Myopie*. Dans ce cas, les rayons lumineux, trop convergents cette fois, font foyer en avant de la rétine. Pour corriger ce trouble, il faut placer devant l'œil un verre concave qui, faisant diverger les rayons, amène leur foyer sur la rétine, et rend la vue à peu près normale. Le myope voit très bien de près, et même, son œil affectant assez la forme d'une loupe, il peut distinguer des objets très fins que des vues normales ne verraient pas sans l'aide de cet instrument. Mais il ne voit pas les objets éloignés.

Astigmatisme. — L'œil est *astigmate* quand tous les méridiens n'ont pas la même réfraction, d'où impossibilité de leur accomodation exacte pour une même distance. Quand un œil emmétrope, c'est-à-dire ayant l'acuité visuelle normale, regarde un cadran d'horloge, il voit toutes les heures distinctement, et à la même distance; le sujet atteint d'astigmatisme

placé devant le même cadran à une certaine
distance lira distinctement certaines heures,
mais les autres lui paraîtront brouillées. Cette
anomalie est souvent compliquée de myopie
ou d'hypermétropie. On la corrige, quand c'est
possible, à l'aide de verres spéciaux, *cylindri-
ques*, convexes ou concaves, dont le numéro et
la nature *doivent toujours être déterminés par
le médecin oculiste.*

Les hygiénistes se sont occupés de combat-
tre les causes qui peuvent occasionner ou
développer ces anomalies de la réfraction. Dans
le cadre restreint que je me suis assigné, je ne
m'en occuperai pas. Considérant en elles-
mêmes les affections des yeux les plus répan-
dues, la presbytie, l'hypermétropie et la myopie, je donnerai quelques considérations sur
le seul moyen qui puisse y remédier quand
elles sont définitivement acquises.

Ces trois affections ne sont pas à proprement
parler des maladies; on doit plutôt les consi-
dérer comme un état de l'œil dans lequel le
foyer des rayons lumineux se trouve placé en
avant ou en arrière de la rétine, ce qui fait
que cette dernière ne reçoit que des images
troubles, indécises, au lieu de recevoir des

images comme définies dans un œil bien conformé.

Dans la presbytie, on distingue assez nettement les objets éloignés, mais quand on fixe les yeux sur un livre, on se fatigue vite, surtout à la lumière artificielle. Tantôt on approche, tantôt on éloigne le livre, cherchant ainsi une distance à laquelle on distingue mieux. Après de nombreuses tentatives, le mal de tête vous prend, et on renonce à la lecture.

La presbytie prend vers l'âge de 45 ans en moyenne, à de rares exceptions près : lutter contre elle, c'est vouloir lutter contre les années. A cette époque, le muscle d'accommodation devient sénile, et cet organe perdant de sa force élastique, donne lieu à une insuffisance de courbure qui s'accuse toujours plus avec l'âge. Il faut recourir à un remède pratique et général, et, comme il est inutile de lutter, puisque c'est l'âge seul qui occasionne le mal, plus tôt on y a recours, mieux ça vaut. L'expérience démontre chaque jour que le choix des lunettes est plus facile au début qu'au cours de la presbytie. Quand on attend trop longtemps, il faut commencer par des numéros déjà forts, et l'application de ces derniers est toujours délicate. Il n'y a donc pas à hésiter,

et, dès que la vue ne permet plus de lire faci-
lement de près, il faut se résoudre à porter
lunettes. *Mais il ne faudra jamais s'en servir
pour la vue de loin.*

Le jeune hypermétrope a quelque chose de
commun avec le presbyte. Comme ce dernier,
il est dans l'impossibilité de soutenir longtemps,
sous peine ne fatigue souvent excessive, une
lecture ou un travail appliqué quelconque.
Cependant, il ne se plaint pas trop de sa vision
à distance, parce qu'il emprunte à sa faculté
d'accommodation de quoi suppléer à l'insuffisance de vision qui caractérise son infirmité.
*Mais si l'hypermétropie n'est pour ainsi dire
qu'une disproportion de mesure des yeux, elle
peut dégénérer en maladie si l'on n'emploie pas
les moyens de correction que nous donne l'optique.*

Chez le myope, il y a excès de réfringence
des milieux ; il faut donc, comme nous l'avons
dit plus haut, corriger ce défaut avec des verres
divergents. Il est facile d'expliquer l'habitude
qu'ont les myopes de cligner des yeux : en
faisant une sorte de diaphragme de leurs pau-

pières, ils suppriment une partie des cercles de diffusion qui se forment sur la rétine, et obtiennent ainsi plus de netteté.

Le choix des verres destinés aux myopes doit être fait avec la plus grande circonspection, car il est bien plus dangereux d'appliquer mal les verres des myopes que les verres des presbytes ou des hypermétropes, les premiers les conservant plus longtemps que les autres devant les yeux.

La myopie est due à des causes diverses et complexes. Cependant, on peut dire d'une façon générale que sa cause la plus fréquente est un travail habituel sur de menus objets mal éclairés et la lecture prolongée à la lumière. C'est ce qui fait qu'elle est plus commune chez les jeunes gens des villes que chez ceux des campagnes, chez les hommes voués à l'étude que chez les ouvriers, et qu'elle est d'autant plus fréquente dans une nation que l'instruction s'y trouve plus répandue. C'est ce qui a fait dire qu'elle est l'apanage des peuples civilisés.

On a observé que :

1° La myopie, très rare dans la première enfance, se produit pendant les fréquentations scolaires ;

2° Dans les écoles rurales elle est moins fréquente que dans les écoles urbaines ;

3° Dans une même ville, le nombre des

myopes est plus considérable dans les écoles mal éclairées.

D'après le Dr Javal, directeur du laboratoire d'ophtalmogie à la Sorbone, « *l'influence de* » *l'hérédité sur la production de la myopie,* » *bien qu'incontestable, est assez faible pour* » *que des soins convenables puissent presque* » *toujours suffire à empêcher la myopie de se* » *manifester chez les enfants dont les parents* » *sont atteints de cette affection au degré le* » *plus élevé; tandis que l'on voit au contraire* » *la myopie se produire avec une désastreuse* » *facilité chez les enfants issus de parents in-* » *demnes, toutes les fois que les jeunes généra-* » *tions sont soumises aux influences qui favori-* » *sent la naissance de cette amétropie* »

§ II. — DU CHOIX DES LUNETTES

Les lunettes ont pour but de corriger les imperfections de la vue, et c'est à tort que certaines personnes les considèrent comme dangereuses. Elles ne le sont que quand on les choisit au hasard, car leur application demande des soins méticuleux et délicats. Il faut une grande habitude mise au service de connaissances spéciales pour appliquer à chacun l'instrument qui lui convient le mieux.

Il est nécessaire que les montures soient bien choisies pour la distance mutuelle des yeux, la grosseur du nez et de la tête. Il ne faut pas oublier que telle monture qui conviendrait à une personne exerçant telle profession peut très bien ne pas convenir à celle qui aura une profession différente.

Quant aux verres, dont le choix est important au plus haut degré, il y aurait long à dire si l'on voulait entrer dans les détails. Nous nous contenterons de citer les paroles du Dr Claparède, dont le désintéressement en cette matière ne saurait être contesté :

« ..... Le point important, nous ne saurions trop appeler l'attention du lecteur sur cet intéressant sujet depuis que la lunetterie est venue échouer dans les bazars au grand détriment de la santé publique, le point important, disons-nous, est de ne pas prendre pour un opticien tel marchand faisant trafic de revendre à vil prix, et sans y rien connaître, des objets de rebut dont l'effet sur l'organe de la vision est toujours désastreux.

» Comment pourrait-il en être autrement ?

» Les verres de ces lorgnons ou lunettes, fabriqués avec les substances les plus grossières, ont été façonnés en bloc, par centaine à la fois. Ce n'est pas tout ; afin d'aller plus

» vite en besogne, afin de pousser à sa der-
» nière limite le prix de revient, et afin de
» défier toute concurrence au seul point de vue
» du bon marché, ces verres ont été littérale-
» ment taillés et montés au hasard, de telle
» sorte que les deux axes sont quelquefois
» placés l'un plus haut, l'autre plus bas, au lieu
» de se trouver dans le centre, juste en face
» des pupilles; quelquefois même les deux
» verres ne sont pas pareils!

» Est il possible, nous en faisons juge tout
» le monde, hormis le fabricant, de conserver
» les yeux en bon état avec de pareils engins
» de destruction. »

Pour que l'opticien puisse guider utilement
son client et lui donner des conseils utiles, il
doit avoir certaines connaissances médicales et
physiques qui ne sont pas à portée de tout le
monde. Il n'y a donc pas d'exagération à dire
que ce n'est pas dans un bazar, ou chez un
commerçant quelconque faisant métier de ven-
dre des lunettes, et n'ayant nulle connaissance
de la structure et des affections de l'œil qu'il
faut se procurer les instruments nécessaires.

Dans le but de rendre service aux personnes
assez nombreuses qui sont atteintes d'une
infirmité des yeux, je me suis décidé à joindre
aux objets d'orthopédie qui se trouvent dans les

pharmacies, un choix de lunettes et pince nez. Les études de médecine et de physique attenantes aux études de pharmacien de 1re classe, jointes à une étude spéciale sur l'application des lunettes que j'ai dû faire depuis longtemps pour mon usage personnel, m'ont rendu la tâche facile. Mon désir est d'éclairer sur leur véritable situation et de conseiller utilement tous ceux, jeunes ou vieux, dont la vue faiblit. Ils ne trouveront chez moi que des instruments de premier choix, qui, s'ils ne peuvent leur rendre complètement la vue, auront au moins l'avantage de les soulager et de ne pas participer à la leur faire perdre complètement, comme tous ces articles dont le bas prix est encore bien trop élevé.

V. J. PEQUART

Pharmacien de 1re classe.
Verdun-sur-Meuse.

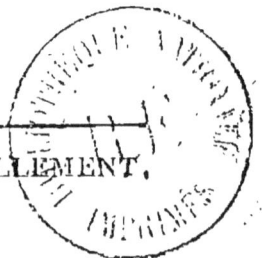

VERDUN. — IMPRIMERIE RENVÉ-LALLEMENT.

IMPRIMERIE

RENVÉ-LALLEMANT

Verdun, rue St-Paul, 15.

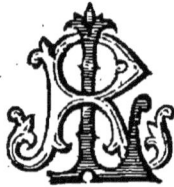